I0077427

LETTRE

A RIBES,

DE MONTPELLIER,

SUR DIVERS SUJETS

DE CHIRURGIE, DE MÉDECINE ET D'HYGIÈNE;

PAR A. GUÉPIN,

PROFESSEUR DE CHIMIE A L'ÉCOLE SECONDAIRE DE MÉDECINE DE NANTES.

NANTES,

CHEZ PROSPER SEBIRE, LIBRAIRE,

Place du Pilori, N.º 4.

DE L'IMPRIMERIE DE MELLINET.

1835.

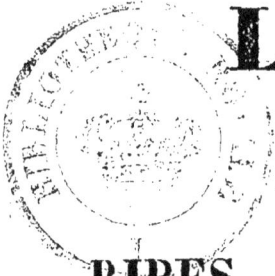

LETTRE

A

RIBES, DE MONTPELLIER,

SUR DIVERS SUJETS

DE CHIRURGIE, DE MÉDECINE ET D'HYGIÈNE.

———◄◦◦◦►———

Depuis long-temps, mon cher confrère, j'avais pro-
jeté de vous envoyer un tableau de l'état des sciences, et
spécialement des sciences médicales dans l'Ouest de la
France. Mais si nous sommes en grand progrès, plusieurs années devront cependant s'écouler encore avant
que la pensée d'association médicale, pour les villes de
Brest, Quimper, Vannes, Saint-Brieuc, Saint-Malo,
Dinan, Rennes, Angers, Saumur, Niort, Bourbon-
Vendée et Nantes, dont le président actuel de notre Section de Médecine, M. le docteur Mareschal, presse
l'exécution, puisse recevoir une application entière.

Il convient donc de différer un compte-rendu qui
serait peu intéressant, parce qu'il serait incomplet, et
d'attendre l'époque où l'association aura créé parmi nous

des relations nouvelles. Vous savez déjà, par nos procès-verbaux de cette réunion, qui avait pour but l'examen du traitement de la syphilis, que chez nous la pratique marche en avant de la théorie. J'ajouterai à ce fait, que les jeunes médecins et les plus distingués des élèves de l'école de Nantes et des écoles voisines vous lisent avidement et vous recommandent à leurs camarades ; ce qui prouve que nous marchons vers une phase nouvelle, et que les théories vont être réhabilitées. Mais les transformations les plus rapides dans les opinions sont toujours lentes, quand on les mesure par comparaison avec les années dont se compose une vie d'homme ; ayons donc quelque patience. En voyant, chaque jour, la chirurgie se créer des procédés nouveaux, la chimie organique suivre une voie d'analyses que l'on ne soupçonnait pas avant Raspail, les doctrines si rationnelles de Geoffroy St.-Hylaire l'emporter, enfin, sur la science d'énumération, n'acquiert-on pas la preuve que la médecine ne peut rester indéfiniment oscillante entre le matérialisme et le vitalisme absolus. Cette lettre aura donc, surtout, pour but d'appeler votre attention sur des faits individuels. Je vais passer successivement en revue les questions qui m'ont le plus occupé depuis deux ou trois ans, afin que vous puissiez soumettre à l'examen de nos amis et de nos collègues du Midi de la France, à ceux qui s'apprêtent à travailler en société dans les villes de Toulon, Toulouse, Bordeaux et Montpellier, celles qui vous auraient paru mériter quelque attention.

MALADIES DE L'OEIL.

Opération de la cataracte. Le double instrument que je vous ai adressé, et qui sert à faire l'extraction, n'est pas convenable dans toutes les circonstances ; mais il permet, quelquefois d'inciser parfaitement et facilement la cornée, lorsque la grande mobilité de l'œil, ou la disposition des paupières, rendent l'emploi du couteau dangereux. Veuillez donc le faire essayer. L'on peut s'en servir aussi pour ouvrir la cornée par le haut, comme le font souvent quelques-uns de nos opérateurs. Il a le défaut de former un élément galvanique, et, par suite, de détruire un peu plus facilement que le couteau, la dilatation de la pupille produite par la belladone, surtout si cette dilatation existe depuis long-temps. Mais cet effet n'est que momentané, et, à l'exception de quelques yeux à cornées très-plates, pour lesquels il ne saurait convenir, il peut remplacer avantageusement le couteau dans tous les autres cas ; ce n'est qu'une modification de l'instrument de Guérin, mais une modification avantageuse. Il permet, en effet, de pratiquer une plus large incision, et ne laisse rien au hasard, puisque c'est la main de l'opérateur qui fait marcher le couteau sur le cercle en argent (1). Depuis mai 1834 jusqu'en mai 1835, j'ai pratiqué dix-sept fois l'extraction sur seize yeux : treize fois avec mon instrument, quatre avec le couteau. Les incisions faites

(1) Chez Mouniot, rue Contrescarpe. Prix : 26 fr.

par l'instrument étaient plus demi-circulaires, et, à diamètre égal , donnaient une plus large ouverture.

L'opération de la cataracte, étant l'une des plus intéressantes que le chirurgien puisse faire, vous trouverez naturel que j'entre, à ce sujet, dans quelques détails pratiques.

Sur dix-sept opérations par extraction j'ai rencontré :

1.º Quatre cataractes glaireuses, adhérentes aux parties internes de l'œil : j'en ai guéri une à la seconde opération ; et, des trois non guéries , deux sont susceptibles d'être réopérées ;

2.º Trois cataractes solides , mais adhérentes à leur membrane et aux parties internes de l'œil, avec hypertrophie du cristallin dans un des cas ; je n'ai obtenu ici qu'une guérison, un des yeux non guéris est susceptible d'être réopéré ;

3.º Six cataractes solides non adhérentes, dont une avec opacité de la capsule, j'ai obtenu six guérisons ;

4.º Deux cataractes glaireuses et opalines non adhérentes , j'ai obtenu une guérison ; mais l'œil le mieux opéré a été crevé le cinquième jour par accident , lorsque l'opération ne paraissait plus douteuse ; aussi , ce second cas ne peut-il passer pour un insuccès. Je ne le ferai donc pas entrer en ligne de compte ;

5.º Une cataracte glaireuse, dans laquelle le cristallin était complétement ramolli et sa membrane réduite pour la consistance à l'état de fromage mou , ou de crème de lait. Le succès a été complet.

En retranchant l'œil crevé par accident , nous formons le tableau suivant :

15 yeux opérés.

10 yeux guéris , dont 9 à la première opération.

3 yeux susceptibles d'être réopérés.

Ces résultats sont très-satisfaisants, surtout eu égard aux malades opérés qui appartenaient presque exclusivement aux classes pauvres, et dont deux seulement étaient au-dessous de cinquante-cinq ans. Cependant on obtient les mêmes résultats en se servant de l'abaissement. Je crois qu'en général tous les bons opérateurs peuvent promettre de réussir cinq fois sur six , s'ils choisissent leurs malades , deux fois sur trois , s'ils ne les choisissent pas , quelle que soit , d'ailleurs , la méthode à laquelle ils aient recours de préférence.

Une enquête serait à faire sur la nature des cataractes et la réussite des divers procédés opératoires ; en attendant son résultat , je vous livre celui de mes recherches.

Les diverses variétés de cataracte peuvent se diviser en deux classes distinctes : 1.º Les cataractes solides ; 2.º les cataractes glaireuses. Les unes et les autres peuvent être accompagnées de l'opacité de la membrane du cristallin.

Dans les cataractes solides , le cristallin est hypertrophié , ce qui est extrêmement rare , ou de grosseur naturelle , et présentant un aspect gélatineux , ou atrophié, et contenant, parfois, quelques petits points qui ressemblent à des ossifications , ou à des granulations pierreuses ; il est, le plus souvent, jaune en pareille circonstance.

Si le cristallin est demi-liquide, il peut se présenter trois cas :

Ou bien il est hypertrophié sans adhérences ;

Ou bien il est hypertrophié avec complication d'adhérences ;

Ou il est libre derrière sa capsule, et à peu près dans l'état naturel.

Chaque classe présente donc trois genres particuliers, auxquels on peut rapporter tous les autres, et qui peuvent servir à faciliter le pronostic ; car, en effet:

L'opération présente de très-grandes chances de succès, si le cristallin est solide et non hypertrophié , quel que soit, d'ailleurs, l'état de la membrane ; de moindres, s'il est liquide ; de moindres encore, s'il est liquide et hypertrophié ; très-peu, enfin , s'il est glaireux, hypertrophié et adhérent tout ensemble.

Il arrive quelquefois aussi que la membrane du cristallin est seule affectée. Dans d'autres circonstances, la maladie se communique de la membrane au cristallin. L'opération doit encore être faite alors ; mais il faut prendre les précautions convenables, si l'on a pu diagnostiquer les cas dont il s'agit. Je crois, en effet , qu'il est bien, surtout lorsque la maladie va de la membrane au cristallin, d'opérer avant qu'elle ait fait des progrès.

Revenant au procédé opératoire à suivre , je vous dirai que je regarde l'extraction comme plus sûre dans le cas de cataracte solide, bien que l'abaissement réussisse aussi presque toujours en pareille circonstance. Si le cristallin est demi-liquide et non adhérent, les deux méthodes se valent; peut-être même l'abaissement est-il plus simple. Dans les cas d'adhérences, avec hypertrophie et opacité de la membrane, il y a presque constamment cataracte secondaire; celle qui suit l'extraction est quelquefois plus difficile à opérer et peut entraîner la nécessité de pratiquer une pupille artificielle. Il est bien rare que l'opacité de la capsule existe seule et que le cristallin ne soit pas malade en même temps : aussi ce cas rentre-t-il dans les autres, j'ajouterai cependant qu'en pareille circonstance, je me suis très-bien trouvé d'avoir opéré au début de la maladie et par extraction.

Ces règles ne sont certainement pas infaillibles, mais elles s'accordent avec la pratique de tous les opérateurs qui m'ont paru mettre de la franchise dans le compte-rendu écrit ou verbal de leur clinique. Il en est quelques autres qui sont spéciales à l'opération par extraction, que je veux vous signaler. Depuis deux ans que j'emploie plus spécialement ce procédé, je n'ai pas encore vu une seule fois d'écoulement d'humeur vitrée; ce qui tient à ce que je ne presse jamais sur l'œil pour faire sortir le cristallin; nous ne pressons pas beaucoup, disent ceux qui ont cette habitude, et cependant je pourrais leur citer à tous des cas ou cet accident que je signale leur est arrivé. Si la capsule n'est pas solide, je passe immédiatement un petit crochet en or (les crochets en acier s'oxident) derrière le cristallin, et je le pousse par sa face postérieure vers la cornée, en le conservant dans une position presque parallèle à cet organe; si la capsule est solide, je la coupe avec un petit couteau mince et fort aigu à son extrémité, mais mousse sur le reste de ses bords avant d'aller prendre le cristallin par derrière. — Si la section de la cornée est mal faite, je regarde comme imprudent de continuer l'opération : il faut couvrir l'œil pour recommencer huit jours plus tard. L'instrument proposé par M. Caron du Villard ne me semble même pas à employer en pareille circonstance ; il ne m'est encore arrivé qu'une fois de passer outre, et j'ai eu à m'en repentir.

Je n'ai rien à vous dire de l'emporte-pièce proposé par Rognetta pour inciser la capsule antérieure du cristallin sinon que cet instrument me paraît inutile et complétement inapplicable. J'ai voulu voir si, dentelé à son extrémité et présentant en quelque sorte l'aspect d'un petit trépan, il pourrait devenir plus commode ; mais, après l'avoir essayé sur divers corps minces et membraneux, j'y ai renoncé tout-à-fait. C'est ici le lieu de vous parler des opinions du docteur Dugès. Notre savant confrère professe que la capsule antérieure est la continuation de la postérieure, qu'elle est subcartilagineuse et susceptible de s'ossifier ; ce qui donne naissance à des cataractes pierreuses. Cependant il est bon de remarquer que la capsule postérieure participe rarement aux altérations de la capsule antérieure, que souvent les cataractes pierreuses existent sans aucune altération de la cristalloïde antérieure, et qu'il est plus commun de trouver des cristalloïdes molles antérieures été paissies que demi-ossifiées. M. Dugès dit aussi que l'humeur de Morgagni se trouve entre la cristalloïde antérieure et le cristallin, et non entre le cristallin et la capsule postérieure. Cependant nous avons vu et fait remarquer à des confrères et à des élèves des cas dans lesquels la capsule antérieure excisée , il s'écoulait peu d'humeur , tandis qu'il s'en écoulait bien davantage une fois le cristallin enlevé ou seulement déplacé.

Quant à la composition et à la nature de la lentille elle-même, l'opinion de M. Dugès est que le cristallin se trouve formé par des fibrilles contractiles arrangées avec ordre en 32 languettes, réfléchies moitié en avant et moitié en arrière , et dont les sutures sont alternes. Cette structure lui semble de nature à expliquer les irradiations apparentes des corps lumineux , certains cas de multiplication d'images et la netteté de la vision, quand les corps sont rapprochés ou éloignés. Nous ne contesterons pas cette opinion, le cristallin remplit certes des fonctions élevées , puisque sa privation nécessite l'emploi de lunettes de diverses qualités. Cependant il est des opérés qui voient aussi bien après l'opération qu'avant d'avoir la cataracte , et quelque soin que l'on mette à étudier le cristallin de l'homme en se servant du microscope de Raspail, qui est si commode pour cet usage , on n'y aperçoit autre chose qu'une vésicule renfermant dans les loges de son tissu cellulaire de l'albumine riche en sels. Ce qui porte à penser qu'on pourrait attribuer plusieurs cataractes à leur changement de bases.

J'oserais à peine vous soumettre ces doutes sur quelques faits contenus dans un mémoire que je ne connais que par l'analyse des journaux, et qui est l'œuvre d'un homme tout-à-fait recommandable dans la science ; si, après avoir servi d'aide à Bogros, lorsqu'il pratiquait l'injection des nerfs, et cru long-temps avec lui qu'ils renferment un canal central, je n'avais été obligé depuis d'abandonner une opinion émise par l'un de nos plus habiles anatomistes et qui me semblait basée sur des faits irrécusables.

Pupille artificielle. L'opération de la pupille artificielle que je redoutais beaucoup avant de l'avoir pratiquée, m'a toujours paru très-facile depuis. Généralement, il suffit d'inciser l'iris pour que l'écartement produit par la contraction de cet organe, donne naissance à une pupille triangulaire, petite sans doute, mais suffisante dans le plus grand nombre des cas. L'on peut encore, en procédant avec un couteau, comme pour l'opération de la cataracte, plonger ce couteau dans l'iris et traverser cet organe, en taillant un lambeau intérieur, supérieur ou latéral, suivant le lieu où les circonstances permettent de pratiquer une pupille ; l'opération se termine ensuite avec deux coups de ciseaux, si elle a lieu en bas ; ou en haut, en un seul coup, si elle a lieu sur les parties latérales. Ce second procédé donne une pupille plus large. Pour le premier, il est bon de préparer l'œil avec de la belladonne, l'écartement se fait ensuite très-bien ; pour le second, c'est inutile. Les sections faites à l'iris, avec les instruments tranchants donnent rarement lieu à des inflammations graves. Aussi cette opération présente-t-elle toujours de grandes chances de succès, malgré les hémorrhagies qui la suivent si souvent.

Quand on observe que dans les ulcérations de la cornée, suivies de hernies de l'iris, il se produit un alongement de la pupille, on est porté à penser qu'une simple ouverture à la cornée, du côté où l'on voudrait pratiquer la pupille, serait un moyen de l'obtenir plus régulière, et sans cependant inciser l'iris. J'espère tenter sous peu ce procédé qui est je crois nouveau, et qui consisterait à produire, avec l'instrument tranchant, une perforation de la cornée, analogue à celle qui est si souvent le résultat de l'ulcération.

ABCÈS DANS L'INTÉRIEUR DE L'ŒIL. J'ai à peu près renoncé à prescrire désormais en pareille circonstance, surtout pour les abcès survenus par l'action contondante des choses extérieures les sangsues et même les saignées. Inciser immédiatement la cornée pour faire écouler le pus, placer un vésicatoire à la nuque ou derrière l'oreille, laver l'œil avec de l'eau de mauves, tiède, dans laquelle je mets à peine quelques gouttes de chlorure de chaux liquide; voilà les moyens dont je me sers, et que le succès a justifiés. La douleur qui est souvent atroce, cède immédiatement après le débridement, c'est-à-dire après l'incision de la cornée. Presque toujours les abcès dans l'intérieur de l'œil, sont liés à une maladie de l'iris à une désorganisation de la cornée, ou à l'altération de quelque partie importante; mais, une fois la guérison obtenue, la vue peut être rétablie dans le plus grand nombre des cas, au moyen d'une pupille artificielle.

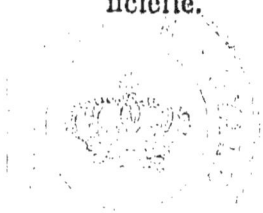

Fistule lacrymale. Cette maladie est très-rare à Nantes, je n'en ai soigné qu'une depuis deux ans, et encore elle avait été la suite d'une chute faite sur un clou qui avait déchiffré le sac lacrymal. Il n'y avait dans cette circonstance aucune opération à faire, mais seulement à obtenir une cicatrice sans ouverture fistuleuse, et j'y suis parvenu assez aisément.

OPHTALMIE SCROPHULEUSE. Depuis octobre 1834 jusqu'en juin 1835, j'ai observé à Nantes un nombre inaccoutumé d'ophtalmies, dans des quartiers pauvres, et chez des individus lymphatiques. Ces ophtalmies avaient quelque chose de spécial et de régulier dans leur marche. Elles commençaient d'abord par une sorte de triangle variqueux, dont la base était appuyée sur la cornée ; peu à peu les vaisseaux se gonflaient, le triangle augmentait en surface et se prolongeait sur la cornée, par une ulcération, tandis que son sommet, dirigé *presque toujours* vers l'angle externe de l'œil, se composait d'un réseau qui s'alongeait fort peu. Dans les premiers temps de l'affection, les malades n'y prenaient pas garde, c'était seulement après avoir souffert d'une inflammation qui embrassait presque toute la conjonctive ou qui était devenue douloureuse, qu'ils se décidaient à réclamer les secours de l'art.

Dans le traitement que j'ai suivi, j'ai peu employé les antiphlogistiqués, et cependant j'ai eu à me repentir d'y avoir eu recours. Quelques applications de sangsues, au nombre de 3 à 5, au-dessous de l'œil, ou en plus grand nombre, sur l'apophyse mastoïde, m'ont seules donné de bons résultats. Je n'en ai obtenu aucun dans deux circonstances où j'ai pratiqué la saignée.

Sur douze à quinze bains de pieds que j'ai prescrits, je ne sais qu'un seul cas où les pédiluves aient produit quelque effet, et cependant je les ai toujours fait prendre avec toutes les précautions propres à en assurer le succès.

Agissant sur des malades très-maigres, pour la plupart, et qui portaient trop souvent des cicatrices sur le cou, je n'ai que rarement fait usage du séton, parce qu'en pareille circonstance, il a l'inconvénient d'occasionner une trop grande irritation, qui vient augmenter la maladie primitive, bien loin de produire une dérivation salutaire. J'ai eu cependant le soin, lorsque j'ai pratiqué des sétons, de tenir compte des observations judicieuses qu'a faites Demours à ce sujet, et d'entrer dans la peau perpendiculairement à sa surface. Mais comment espérer quelques bons résultats de ce remède, lorsque l'on agit sur des personnes malsaines et demi-scrophuleuses, pour la plupart : les bords enflammés des plaies et les nombreux engorgements ganglionaires, n'indiquent que trop alors, que le moyen dont nous parlons ne doit être tenté qu'avec une extrême réserve.

Les vésicatoires m'ont été moins infidèles que le séton; j'ai surtout obtenu de très-bons effets du vésicatoire placé derrière l'oreille, alors même qu'il produisait l'engorgement de quelques glandes du cou. Le vésicatoire placé à la nuque m'a paru produire, dans le plus grand nombre des cas, une dérivation moins prompte.

Les purgatifs m'ont été utiles, je me suis presque constamment servi du calomel uni à la rhubarbe et au jalap dans les proportions suivantes : un grain de calomel, deux grains de rhubarbe, un grain de jalap, gomme ou mucilage (q. s.) pour une pilule. Je n'ai jamais eu à me plaindre des purgations modérées, mais chaque fois que la susceptibilité du malade a causé des évacuations trop abondantes, j'ai pu remarquer que les purgatifs étaient venus en aide à la maladie primitive, bien loin d'en diminuer l'intensité.

J'ai rarement employé de pommades. Lorsque je m'en suis servi, j'ai fait usage de l'oxide rouge de mercure ou du dento-iodure incorporés dans de l'axonge, en ayant la précaution de commencer par des doses très-minimes de ces médicaments actifs. Ils ne m'ont jamais été infidèles, mais je ne les ai prescrits que dans les cas où il y avait sécrétion abondante des glandes de meibomius. J'ai presque toujours ajouté l'acétate de plomb aux préparations mercurielles ci-dessus ; en sorte que ma pommade était ainsi formulée.

Iodure de mercure ou oxide rouge de 1/4 de grain à deux grains ; acétate de plomb cristallisé de un grain à quatre grains, axonge un gros.

Les collyres que j'ai employés peuvent se diviser en deux classes, les narcotiques et les astringents caustiques. J'ai souvent fait usage du laudanum à la dose de quelques gouttes dans une cuillerée d'eau de mauve. Employé seul, ce moyen a suffi pour guérir plusieurs ulcères à la cornée compliqués d'ophtalmies légères.

Dans plusieurs circonstances où le laudanum était irritant, sans que l'inflammation fût très-vive, je me suis servi de la simple solution de sulfate de morphine ou d'extrait gommeux : j'y ai joint l'extrait de belladonne dans les cas où la pupille ne se dilatait pas suffisamment dans l'obscurité ; mais, dans les inflammations vives, j'ai eu recours au nitrate d'argent dissous et surtout à la cautérisation. Ce dernier moyen me semble l'un des remèdes les plus héroïques que l'art possède, et maintenant je m'en sers dès le début des inflammations dont il s'agit.

Vous voyez, Ribes, que je n'ai été exclusivement ni humoriste ni solidiste, j'ajouterai que j'ai constamment cherché à modifier l'organisme de mes malades par une bonne hygiène, et à rétablir le cours normal des menstrues chez les filles mal réglées ; mais j'ai dû, bien que le mal local ne fût qu'un symptôme, qu'une expression de la souffrance générale, porter plus spécialement sur lui mon attention.

HERNIES DE L'IRIS. — Les ophtalmies dont je viens de vous entretenir, ont entraîné quelquefois la perforation de la cornée dans les cas où les malades ne se sont pas fait soigner assez promptement. Cette perforation a été elle-même constamment suivie de la hernie de l'iris. Dans le laps de temps cité plus haut, j'ai vu quatre personnes chez lesquelles cet accident s'est présenté, ce qui fait à peu près une fois sur 13, par rapport aux ophtalmies avec ulcères de la cornée pour lesquelles j'ai été appelé à donner mes soins. J'ai suivi dans ces quatre cas la même méthode que pour l'affection dont

ils étaient la suite, et j'ai porté le nitrate d'argent sur
l'iris lui-même. Une seule fois j'ai eu à vider le pus
accumulé dans la chambre antérieure par une ponction
à la partie inférieure de la cornée. Trois de ces malades ont guéri avec une difformité de l'iris, la quatrième
a cessé de me consulter, sans que j'aie pu constater la
réussite ou l'insuccès du traitement.

OBSERVATIONS.

Vous verrez, en lisant les observations qui vont suivre, que je n'ai pris parmi les faits qui m'ont passé sous
les yeux, pour vous les signaler , que ceux-là seulement
dont il ressort quelque chose pour la pratique, et que j'ai
choisi les insuccès comme les succès, parce qu'ils sont
tout aussi instructifs. Vous y trouverez aussi quelques
compléments à ce qui précède ; si, d'ailleurs, j'en ai res-
treint le nombre le plus qu'il m'a été possible, c'était
dans cette persuasion qu'il est inutile de dire plusieurs
fois de suite la même chose.

Femme Piou. J'ai opéré deux fois cette femme, du
même œil, par extraction ; la première cataracte, qui
était glaireuse et adhérente, ayant été suivie d'une cataracte consécutive. Dans la seconde opération, j'avais à
détruire l'occlusion de la pupille et à enlever les lambeaux épaissis de la cristalloïde auxquels s'était unie
une matière blanche opaline. Les adhérences étant très-
fortes, je plongeai le couteau dans l'iris même, je passai
par derrière la cataracte pour sortir près du bord de la

pupille, et pratiquai ainsi une pupille artificielle. Toute la cataracte secondaire n'a pas été enlevée, mais la malade voit.

Une vieille femme, qui avait une grande appréhension de l'opération, bien qu'elle la désirât, fit un mouvement involontaire, au moment où l'instrument pénétrait dans l'œil, et me donna un coup sur le bras. La section de la cornée fut mal faite, mais l'opération n'ayant pas été poussée plus loin, elle fut reprise huit jours après et réussit.

La même femme avait à l'autre œil une capsule membraneuse et opaque; voulant la détruire vis-à-vis de la pupille, et n'ayant qu'un crochet en or et des aiguilles à cataractes, qui étaient peu commodes, je la coupai avec un couteau triangulaire. Dans cette opération, je touchai légèrement l'iris, et il s'est produit une pupille artificielle.

Une autre vieille femme avait à l'œil droit un cristallin hypertrophié et une capsule opaque. La capsule a été déchirée; mais le cristallin étant adhérent, n'a été enlevé que par lambeaux, et il s'est formé une cataracte secondaire.

Chez une troisième femme, dont la cataracte présentait un noyau osseux et adhérent, il s'est formé une cataracte secondaire, suivie depuis d'un staphilome, maladie assez commune après les opérations, soit par extraction, soit par abaissement, qui n'ont pas donné un bon résultat.

Un homme de 58 ans avait à l'œil droit un large

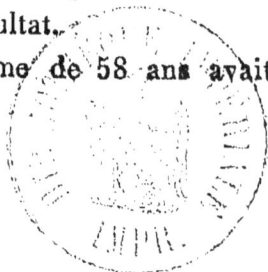

2

ptérygion et une cataracte ; je pensai que la même opération devait guérir les deux maladies ; le fait a justifié ce pronostic.

Un jeune homme portait à un œil une cataracte glaireuse, mais toute récente, compliquée d'opacité de la capsule. Après l'enlèvement de la cristalloïde, le cristallin s'est écoulé sous forme d'un liquide albumineux. Huit jours après, ce malade retournait guéri, à dix licues de Nantes ; un mois plus tard, il disait voir aussi bien d'un œil que de l'autre, et sans se servir de lunettes.

Un ouvrier avait reçu un coup dans l'œil ; la cornée, quand il vint me trouver, paraissait désorganisée vis-à-vis de la pupille, sans qu'il y eût cependant perforation. La chambre antérieure était remplie de pus ; je pensai que, pour calmer les souffrances, qui étaient très-vives, il fallait inciser la cornée à la partie inférieure, puis nettoyer la chambre antérieure, avec une injection d'eau tiède ; et que, pour conserver la vue, il était bon de couper l'iris vis-à-vis la portion transparente de la cornée. Cette double opération a réussi. Cependant, il vaut mieux attendre, et pratiquer la pupille artificielle quand la cornée est bien cicatrisée.

Une femme, dont l'iris avait été piqué par une épine, et qui avait la chambre antérieure remplie de pus et la cornée ulcérée dans les deux-tiers supérieurs de son étendue, vint me trouver. Elle souffrait beaucoup ; aussi j'incisai immédiatement la cornée, puis je lavai l'intérieur de l'œil, au moyen d'une injection d'eau tiède ; cela fait, je cautérisai l'ulcération de la cornée, qui était très-amincie, et je prescrivis des bains d'œil, avec quelques gouttes, pour chaque, d'une solution de sulfate de morphine. Trois semaines plus tard, la guérison était radicale. Je dois opérer cette femme, de nouveau, dans quelque temps, pour lui pratiquer une pupille artificielle.

En novembre 1834, un malade lymphatique et assez faible (un homme de peine), se présente à l'infirmerie de la douane, pour me consulter. L'ophtalmie dont il souffrait avait commencé comme je l'ai dit plus haut, mais elle était devenue générale, et, de plus, il y avait deux ulcères à la partie externe de l'œil malade. Une saignée et le laudanum étendu d'eau en collyre, ne produisirent aucun résultat. Le surlendemain, je prescrivis des sangsues à la tempe ; elles furent placées trop haut, et la maladie s'aggrava. J'employai alors la cautérisation directe, non-seulement sur les ulcères de la cornée, mais encore sur la base du triangle variqueux ; j'y joignis la solution d'opium ; le mal aussitôt cessa de faire des progrès ; je continuai, en joignant à cette médication l'effet d'un vésicatoire derrière l'oreille. Huit jours plus tard, le malade était complétement guéri.

M. T......, venu à Nantes, d'un département voisin, pour réclamer mes soins, avait les deux yeux affectés. Chez lui, les sangsues employées d'abord ne produisirent aucun résultat. La constitution paraissait très-saine, il n'y avait aucun symptôme du côté des intestins, et rien qui fît soupçonner l'existence d'une affection herpétique mal soignée et répercutée sur les yeux. J'employai donc le nitrate d'argent, qui amena une prompte guérison, mais elle ne fut pas de longue durée; après un mois de santé, le malade me revint, portant à l'œil droit deux ulcérations; l'une grande, l'autre petite; et des vaisseaux variqueux très-engorgés. J'employai immédiatement la solution d'opium en collyre, la cautérisation et le vésicatoire derrière l'oreille. La maladie céda; la cornée, de difforme qu'elle était, revint à son état naturel, mais il restait un triangle variqueux. Persuadé que cette ophtalmie tenait à un vice dartreux, je proposai une médication générale, comme remède de la maladie générale, et une excision des vaisseaux variqueux, comme remède du symptôme local. Le malade n'accepta que cette dernière partie de mon traitement; je procédai cependant à l'excision; une faiblesse survint, les vaisseaux pâlirent immédiatement, se dégorgèrent, et il me fut impossible de continuer.

Le lendemain, je cautérisai le triangle variqueux; cette opération fut répétée près de quinze fois, de deux jours l'un; depuis cette époque, le malade voit très-bien, et les yeux sont nets; mais j'ai acquis la certitude qu'il avait eu, deux ans auparavant, une maladie de peau mal soignée. J'espère que le traitement général qu'il subit aujourd'hui le mettra désormais à l'abri de toute atteinte, en le délivrant de l'affection cutanée qui a reparu.

Une petite fille de douze ans avait, en janvier 1835,

une ophtalmie présentant tous les caractères indiqués ci-
dessus ; à savoir : un triangle variqueux placé au côté
externe et adossé par sa base à une ulcération de la
cornée, que l'inflammation de la conjonctive semblait
avoir déterminée. Je conseillai trois sangsues au-dessous
de l'œil, un vésicatoire derrière l'oreille et le laudanum.
La malade se trouvant mieux ne vint pas me revoir,
ses parents ayant oublié les recommandations que je
leur avais faites. Quinze jours ou trois semaines après,
l'ophtalmie avait reparu : il y avait peu d'appétit, et la
malade ne portait plus de vésicatoire. J'employai les
purgatifs, je fis rétablir le vésicatoire et continuer le
collyre opiacé ; la guérison marcha d'abord vite, puis
plus lentement. Sous l'influence de la cautérisation, les
choses changèrent de face ; huit jours suffirent pour faire
disparaître le mal.

Je trouve encore dans mes notes une observation
prouvant que les purgatifs, quand ils produisent trop
d'effet, réagissent sur la maladie. Quatre observations,
dont trois d'enfants du sexe féminin, chez lesquels la
solution opiacée a suffi pour produire la guérison, tout
en prolongeant la durée du mal que la cautérisation eût
certes abrégée, et de nombreux cas semblables aux pré-
cédents.

Une jeune fille tailleuse, lymphatique, mal réglée, ha-
bitant le quartier pauvre de l'Hermitage, vint me trouver,
portant au côté externe de l'œil un triangle variqueux
et une profonde ulcération de la cornée. Les douleurs

étaient affreuses, et la malade n'avait pas un moment
de sommeil. Le pouls présentait l'état normal, la fièvre
violente de l'œil n'ayant jeté aucun trouble sensible dans
la circulation. Sangsues au-dessous de l'œil et sous la
tempe, le matin ; vésicatoire derrière l'oreille, pendant
la nuit ; par ailleurs, cautérisation immédiate et lotions
avec l'eau de mauve laudanisée : telle fut ma pres-
cription.

Le lendemain, mieux; mais le laudanum a produit
de la cuisson, et la malade n'a pas encore reposé la nuit.
— Cautérisation, solution d'opium en lotion (1). A l'intérieur, une pilule ainsi composée :

> Opium gommeux. . . . . . un demi-grain.
> Extrait de belladone. . . . un demi-grain.
> Excipient mucilagineux. . q. s.

La nuit est bonne; l'état de la malade s'améliore ;
j'espère la guérison. — Continuation des mêmes moyens
pendant quelques jours. La malade se croit guérie et
cesse de me venir voir. — Au bout de trois semaines
environ la maladie, incomplétement guérie, se reproduit;
mêmes souffrances, même inflammation. Honteuse d'avoir
discontinué son traitement, cette jeune fille hésite à
revenir me trouver. Le mal fait des progrès rapides;
lorsqu'enfin fatiguée de la voir souffrir sans secours, une

---

(1) Ces lotions étaient ainsi faites : trois grains d'extrait gommeux étaient dissous dans un gros d'eau, et la malade laissait
tomber, chaque fois qu'elle se lavait l'œil, quatre à cinq gouttes
de ce liquide dans une cuillerée d'eau de mauves.

voisine me prévient. — Mêmes symptômes alors que la première fois , seulement l'ulcère est encore plus profond , une simple membrane retient seule les eaux de la chambre antérieure , et l'on dirait que le soufflé va suffire pour la rompre.—Emploi des dépuratifs, et retour aux moyens déjà mis en usage.—Pendant trois jours l'eau de la chambre antérieure ne s'écoule pas. Le quatrième, une hernie de l'iris était formée.

J'avais, par la cautérisation et par la dérivation du vésicatoire, borné l'ulcère et diminué un peu l'inflammation. La hernie était peu volumineuse ; j'augurai bien de la guérison malgré cette fâcheuse complication; aussi, dès le jour même, je cautérisai de nouveau. — J'ajoutai de l'extrait de belladone aux lotions. Je fis continuer les calmants à l'intérieur, et je rubéfiai les pieds en prenant pour donner au bain de pied une grande action, toutes les précautions d'usage. — Le lendemain il y avait du pus dans la chambre antérieure à la partie inférieure , mais en petite quantité. L'œil voyait moins bien; l'eau de la chambre antérieure semblait plus trouble. J'insistai sur les mêmes moyens. Le troisième ou quatrième jour après l'apparition du pus je fus très-indécis de savoir si je ne pratiquerais pas une ponction à la partie inférieure de la cornée. Le pus n'atteignant pas le bord libre de l'iris, je renonçai à faire cette opération; dix jours environ après l'apparition du pus , la guérison était tout-à-fait consolidée. Chez cette malade , la vue n'a pas souffert, mais il y a difformité de la pupille.

Une jeune fille mal réglée, lymphatique, présentant

les mêmes symptômes que celle dont je viens d'exposer
la maladie, ne put être guérie, même par la cautérisation, et la hernie fut accompagnée d'un épanchement
de pus beaucoup plus considérable que dans le cas qui
précède ; pensant que l'incision de la cornée pourrait
être utile, ne fût-ce que pour soustraire l'œil à l'action
d'un corps irritant, je la pratiquai, le pus s'écoula aussitôt
en totalité, et un mieux sensible en fut la suite immédiate. Cette section de la cornée ne m'a pas empêché
de recourir de nouveau à la cautérisation.

EMPLOI DE L'ÉLECTRICITÉ.

J'arrive à l'une des médications les plus importantes
et les moins connues. Je ne crains pas d'appeler toute
votre attention sur les faits qui vont suivre, nous se-
rons mieux disposés ensuite pour en tirer quelques
conséquences. Cette manière de présenter ainsi les résultats avant la doctrine n'est pas de l'empirisme comme
vous pourrez facilement vous en assurer, c'est de l'analyse, et vous Ribes, plus que personne, vous savez que
la science n'a pas de méthode exclusive.

Paralysies, suites d'hémiplégie. J'ai soigné quatre
cas de ce genre au moyen du galvanisme, un seul par
l'électricité proprement dite : voici les résultats que j'ai
obtenus.

Le traitement par l'électricité n'a presque rien produit,
il n'y a pas eu d'amélioration sensible.

Sur les quatre autres malades, deux n'ont pas voulu

subir cinq séances du traitement ; je n'ai donc, par suite, que deux faits à vous citer. Les voici :

Premier malade. Une jeune fille mal réglée, mais grande et forte, avait l'habitude de se faire saigner presque tous les mois : une fois elle cherche à s'y soustraire, et aussitôt elle est atteinte d'hémiplégie. Après un an de soins et de médications diverses, elle vint me trouver. Je crus convenable d'essayer le galvanisme, et je la soumis à un traitement que je n'ai abandonné qu'au bout de trois mois, et après 30 et quelques séances. Je me servais d'une pile à auge de 30 couples, chargée avec moins d'une demi-once d'acide nitrique délayé dans la quantité d'eau suffisante pour remplir l'auge. Le pôle zinc ou positif était ensuite placé successivement sur le cou, sur les origines des différents muscles et sur les grands troncs nerveux. Le pôle cuivre ou négatif, armé le plus souvent d'une aiguille à acupuncture, dont je me servais pour traverser l'épiderme seulement, était promené le long des muscles que je voulais faire agir. Chaque séance de galvanisme durait au moins vingt minutes, et se divisait habituellement en deux temps, séparés par un intervalle de repos. — Voici les résultats que j'ai obtenus : la jambe malade sert mieux à la marche, sans que la claudication qui existait ait cessé. La main malade qui ne pouvait s'élever plus haut que l'épigastre, va toucher l'épaule du bras opposé et souvent le front. Elle ne pouvait s'ouvrir auparavant, et elle se laisse ouvrir maintenant avec facilité ; mais, cependant, elle ne s'ouvre d'elle-même que sous l'influence du galvanisme.

Il y a enfin un mieux très-sensible. Ce mieux n'a pas augmenté depuis la vingtième séance. Par ailleurs, les règles sont revenues, et la menstruation se fait bien maintenant. — Je compte recommencer sous peu.

Deuxième malade. Fille plus âgée, malade depuis plus long-temps, chez laquelle l'hémiplégie a été suivie d'une impuissance complète du cerveau, pendant plusieurs mois. 27 galvanisations ont amélioré son état, mais moins que dans le cas qui précède.

Paralysies locales, paralysie de la face. Il n'est pas rare de rencontrer des malades, chez lesquels les muscles palpébral, sourcilier, canin, grand et petit, zygomatique abaisseur des lèvres, hyo-glosse, génio-glosse et lingual se trouvent paralysés d'un seul côté. Remettant à examiner plus tard la nature de la paralysie, examinons le traitement.

J'ai soigné depuis trois ans quatre cas de ce genre ; un par l'électricité proprement dite, et trois avec la pile. Pour le premier cas, il y a eu guérison presque complète ; elle a été radicale dans les autres. Trois de ces malades avaient épuisé tous les secours de la médecine, avant de recourir à l'électricité.

Première observation. Une dame de la Vendée (1), atteinte de rhumatisme de vieille date, par suite d'un long séjour dans une maison humide, avait fini par perdre le mouvement des muscles désignés plus haut. Son œil

---

(1) Cette dame m'avait été adressée par le Directeur de notre École, M. Fouré.

droit ne se fermait pas, sa bouche était de travers, et elle ne pouvait manger que du côté gauche; pendant quinze jours environ, et chaque fois, une demi-heure durant, je lui ai tiré des étincelles sur les muscles malades, en la plaçant sur un isoloir; je terminais les séances en lui appliquant derrière l'oreille, ou encore sur le point où le nerf de la septième paire entre dans la parotide, une tige métallique en contact avec l'armure d'une petite bouteille de Leyde; j'achevais le cercle, au moyen d'un conducteur à manches de verres, qui servait à réunir le palpébral, la commissure des lèvres, ou toute autre partie paralysée à l'intérieur de la bouteille. Il se produisait ainsi une commotion qui traversait les muscles paralysés, en donnant une vive secousse, et que je renouvelais un bon nombre de fois. Quand cette dame a quitté Nantes, sa bouche était presque revenue à l'état naturel; l'œil se fermait seul, mais mal, et elle mangeait indifféremment des deux côtés.

Deuxième observation. Le chirurgien en chef de l'Hôtel-Dieu de Nantes, M. Cochard, après avoir employé inutilement chez l'un de ses malades, pour une paralysie de la face, les moyens habituels, me pria de le galvaniser. Les symptômes étaient les mêmes que dans le cas qui précède. J'employai une pile chargée avec deux à trois gros d'acide nitrique, et dès la première séance l'œil se ferma, la bouche se redressa un peu, et la langue put remuer avec plus de facilité; mais cet effet fut de courte durée. L'emploi du galvanisme ayant été continué, la guérison s'est trouvée complète au bout d'environ

vingt séances; elle eût probablement été plus prompte,
si les élèves, chargés par moi de continuer le galvanisme, l'avaient employé régulièrement, et avec moins
d'intensité, dès le début. Chez ce malade, il y avait, dans
le principe, une grande insensibilité au front et dans
la partie de la peau qui recouvre le buccinateur. Ce
dernier caractère s'est constamment présenté chez les
quatre paralysés de la face que j'ai soignés. Sa dis-
parition a aussi été constamment le signe précurseur de la
guérison.

Les deux autres faits ne diffèrent de celui-ci que par
une promptitude beaucoup plus grande dans la cessation
de la paralysie; par suite, il est inutile de les rapporter.

Altération dans la faculté de parler. Un vieux marin, à la suite de l'emploi du mercure, avait perdu
la faculté de prononcer un grand nombre de mots difficiles à articuler, tels que *contractation*, *réparation*,
et ne pouvait dire une phrase de suite d'une manière un peu
intelligible, quoique tous les mouvements de la langue
fussent très-faciles. Dix à douze séances de galvanisme
améliorèrent sensiblement sa position. J'espérais une
guérison presque complète, lorsqu'il fut forcé d'interrompre son traitement pendant un mois ; au bout de ce
temps, il me revint après avoir subi de longues jour-
nées de pluie. Mais l'amélioration avait disparu, et le galvanisme, employé trois fois depuis, n'a pas donné de
résultats appréciables. Chez ce marin, la surface de la
langue était très-peu sensible à l'action du pôle négatif
lui-même.

Paralysie des extrémités inférieures. Un mousse, après avoir eu les pieds dans l'eau, à bord de son navire, pendant près d'un mois, vint à l'Hôtel-Dieu avec une hydropisie des jambes, accompagnée de vives douleurs. L'hydropisie se guérit facilement, et les douleurs cédèrent. Mais le malade s'aperçut qu'il avait perdu le mouvement des muscles. Long péronier latéral, court péronier latéral, jambier antérieur, extenseur propre du gros orteil et extenseur commun. M. le docteur Cochard, dans le service duquel il se trouvait, eut la complaisance de me le confier, et je le galvanisai. Le mieux fut rapide; mais de vives douleurs se manifestèrent, et l'on fut contraint d'interrompre le traitement. Repris quinze jours après, le galvanisme amena promptement une guérison radicale; et, deux mois après m'avoir été confié, ce malade courait les rues.

Paralysie aux extrémités supérieures. Une dame, à la suite de couches, avait perdu la faculté de faire agir les muscles extenseurs de la main et des doigts. La paralysie de ces muscles était complète à droite et incomplète à gauche. Par suite, la main gauche se soutenait et s'ouvrait à demi; tandis que la main droite restait fléchie et fermée, de manière à résister à tous les efforts. Douze séances, avec une seule pile, ont produit une guérison complète. Chez cette dame, les moyens les plus énergiques avaient été employés inutilement avant le galvanisme.

Variété du même cas. Un cuisinier, qui avait eu, sous les

tropiques, une longue maladie gastro-intestinale, avait les extenseurs de la main et des doigts paralysés; de plus, l'annulaire et le grand doigt des deux mains se trouvaient constamment soumis à une demi-flexion, et les supinateurs n'avaient presque aucune action. Désireux d'essayer le galvanisme dans ce cas particulier, qui est assez fréquent chez les hommes qui ont habité les pays chauds, je l'employai immédiatement; six séances suffirent pour améliorer la situation du malade, à ce point qu'il put faire l'extension de la main sur le poignet; mais la guérison ayant marché plus lentement pour les doigts medius et annulaire, il se découragea et cessa, après quinze séances au plus, de se faire galvaniser. Cependant, il est très-probable qu'il eût obtenu, en persistant, une guérison radicale.

Paralysie du toucher dans le pouce, l'index et le medius d'une main. Ce cas que j'ai vu, à la suite d'irritation chronique des intestins, est rare dans la pratique. L'électricité et le galvanisme en ont triomphé; mais la sensibilité n'est pas revenue aussi délicate qu'auparavant.

Il serait inutile d'ajouter aux exemples qui précèdent; aussi, je m'empresse d'arriver à une maladie qui, par son importance, réclame de nombreuses observations.

Amaurose. M. Brevel avait été soigné sans succès, quoique d'une manière très-judicieuse, par l'un de mes amis, médecin fort instruit et ancien interne des hôpitaux. Sa vue s'affaiblissait de jour en jour. Quand il vint me trouver, il ne voyait plus alors ni les pavés, ni la rivière, lorsqu'il se trouvait auprès. Le bras d'un conducteur lui fut même nécessaire pour venir chez moi.

Je fis continuer le vésicatoire à la nuque, appliqué par son médecin, et j'employai le galvanisme. Dès la prémière séance, il produisit de l'effet ; le malade crut mieux voir, et distingua les aiguilles d'une pendule ; à la troisième séance, il distingua l'heure à cette pendule ; à la cinquième ou sixième, il voyait l'heure à sa montre. Il a été galvanisé, en tout, une douzaine de fois, et voit aujourd'hui comme par le passé. Le vésicatoire a été supprimé sans aucun inconvénient, et la guérison, qui est radicale, date déjà de plusieurs mois. Mon collègue, le docteur Le Borgne, secrétaire de notre Section de Médecine, a été témoin de ce traitement.

Un cloutier, traité sans succès à l'Hôtel-Dieu, en 1834, pour une amaurose, vint me trouver. Le traitement qu'il avait subi étant celui que je lui eusse fait subir moi-même, si je n'avais pu recourir au galvanisme, je résolus de procéder de suite à l'emploi de ce moyen, comme dernière ressource. Au bout de quelques séances, ce malade put travailler comme manœuvre dans l'un de nos grands ateliers de forge (chez M. Babonneau) ; au bout de quinze à dix-huit opérations, il était guéri. Il a repris depuis sa guérison son ancien état, et m'a déclaré voir aussi bien que par le passé. Voilà six mois que je ne l'ai vu, ce qui me fait penser que cette guérison a dû persister. Malheureusement, ce cloutier est enclin à l'ivrognerie. Je ne lui ai permis de reprendre son ancien état, que lorsqu'il s'est trouvé en état d'enfiler une aiguille et de supporter le feu de la forge.

La femme Riou, devenue aveugle, sept années auparavant, à la suite de couches pénibles, ne pouvait distinguer la lumière du soleil de l'obscurité la plus profonde. Elle désirait ardemment d'être guérie, et je résolus de la galvaniser, fut-ce un an même s'il le fallait, afin de voir ce qu'il pourrait en advenir. Un mois se passa, pendant lequel les choses restèrent dans le *statu quo*. Au bout de ce temps, l'iris, qui était très-dilaté, revint à l'état normal. Environ vingt jours plus tard, cette femme, que galvanisait alors l'un des préparateurs de mon Cours de Chimie, M. Gicquiau, me dit qu'elle voyait passer sous ses yeux des couleurs diverses et notamment du bleu, du vert, du rouge. Au bout de deux mois, des maux de tête forcèrent à interrompre le traitement. Quinze jours après, il fut repris et continué de nouveau, mais sans plus de succès, pendant un mois, époque à laquelle des violences exercées sur cette malheureuse femme par son mari, forcèrent à interrompre de nouveau, puis à cesser complétement.

Une bonne, que m'avaient recommandée des voisins, vint me trouver après avoir été traitée par M. Drouot, médecin-voyageur, pour la cataracte. L'œil droit était complétement insensible; mais l'œil gauche s'apercevait de la présence du soleil sans pouvoir rien distinguer; il n'y avait pas de cataracte, mais une amaurose bien évidente; au bout de trois semaines, il y eut un peu de mieux. La malade distingua le passage de la main devant l'œil le moins mauvais ; s'étant éveillée pendant la nuit , et lorsqu'il faisait clair de lune , elle reconnut très-bien cette lumière; mais elle ne pouvait encore compter les doigts qu'on lui présentait. A cette époque, un de ses frères eut l'épine dorsale fracassée. Cet accident lui causa des peines très-vives , et elle cessa pendant trois semaines de venir se faire galvaniser ; mais quand elle revint , toute l'amélioration avait disparu , et mes efforts, pour obtenir de nouveaux résultats, se sont trouvés inutiles ; ces efforts ont duré deux mois.

Un charpentier borgne, demeurant Ile-Feydeau , qui perdait la vue malgré les révulsifs les plus actifs, me fut adressé. L'iris n'était pas mobile la première fois que je le vis. Je le galvanisai , et, dès la seconde séance, il y eut un mieux sensible. Je continuai ; puis, forcé par une indisposition, de cesser son traitement, je le confiai aux soins de mon élève, M. Gicquiau. Ce charpentier a été galvanisé, en tout, environ quinze fois dans l'espace d'un mois et demi. Sa vue n'est pas aussi bonne qu'autrefois, mais il voit incomparablement mieux que lorsqu'il est venu me trouver, puisqu'il distingue les couleurs du drapeau tricolore , peint sur fer-blanc , qui se trouve, de l'autre côté de la rivière , sur notre hôpital.

Une femme, demeurant près de l'Ecluse, qui était, depuis quelques jours, complétement aveugle d'un œil , étant venue réclamer mes soins, je reconnus qu'elle était atteinte d'amaurose, et je la galvanisai ; puis, je la confiai

3

aux soins de M. Gicquiau, pendant que j'allais assister au congrès scientifique de Poitiers. A mon retour, c'est-à-dire au bout de 3 semaines de traitement, et après huit ou dix opérations au plus, cette femme voyait de l'œil malade suffisamment pour se conduire et pour retrouver un sou jeté à terre. C'était tout ce qu'elle désirait ; aussi, depuis, n'ai-je pu la déterminer, que quatre ou cinq fois, à se faire galvaniser. Je voulais employer chez elle la méthode du galvanisme continu, mais il m'a été impossible de l'y soumettre. Ce qu'il y a de remarquable chez cette femme, c'est qu'elle ne voit bien du mauvais œil que la moitié des objets, une moitié de la rétine étant restée insensible. Je dois ajouter en outre qu'elle avait subi, mais inutilement, pendant près de trois semaines, la cautérisation sur le sommet de la tête, au moyen de la pommade ammoniacale du docteur Gondret.

Une garde-malade, demeurant à Nantes, rue Crébillon, maison Graslin, ne voyait plus, surtout d'un œil, que la moitié des objets. Je crus reconnaître chez elle une disposition à la cataracte, mais il était impossible de ne pas reconnaître aussi, dans sa maladie, une amaurose spéciale, qui se trouve parfaitement décrite dans tous les auteurs qui ont traité des maladies des yeux. Au bout de dix jours environ, c'est-à-dire après cinq à six opérations, il y avait un mieux assez sensible. La malade, qui avait besoin de beaucoup de lumière pour voir les objets, les apercevait où ses yeux ne pouvaient les distinguer auparavant. Elle me voyait aussi la figure entière dans une position où antérieurement elle ne pouvait me voir que la moitié du visage, et chaque fois qu'on la galvanisait, sa vue lui semblait beaucoup plus nette ensuite, surtout dans les moments les plus rapprochés de l'opération. J'avais employé chez cette femme un vésicatoire derrière l'oreille, en même temps que l'électricité de la pile ; je songeai à m'en servir pour le galvanisme continu ; mais, soit par insouciance, soit par suite de douleurs trop vives, elle a cessé le traitement que je lui avais conseillé.

Un douanier, qui avait un commencement d'amaurose, était venu me consulter au moment où je traitais la malade précédente. Je lui fis essayer ses yeux, en regardant de l'autre côté de la rue une enseigne qu'il ne put pas lire, et dans différents livres d'impressions très-diverses. Après la première séance, cet homme lut très-facilement l'enseigne qui se trouvait de l'autre côté de la rue ; après la troisième, il put lire avec assez de facilité un passage de l'Histoire de la Révolution, par Buchez et Roux, ouvrage imprimé en petit-romain, et avec plus de difficulté, quelques lignes imprimées en gaillarde. Le mieux a persisté quelque temps ; mais cet homme est âgé, et peu raisonnable, quand il s'agit du vin ; aussi, finira-t-il par perdre entièrement la vue. Quoi qu'il en soit, ce fait est l'un des plus curieux en ce genre que l'on puisse citer.

Aux exemples d'affaiblissement de la vue et d'amaurose complète que je viens de vous citer, j'en pourrais ajouter encore d'autres. Dans tous, à l'exception d'un seul, l'amélioration produite sous l'influence du galvanisme a été très-sensible, quelquefois surprenante.

Immobilité de l'iris. L'immobilité de l'iris, qui est si souvent la suite de la vérole, succède aussi quelquefois à l'inflammation chronique de cet organe ; dans ce dernier cas l'emploi du mercure est inutile, et la maladie cède rapidement à celui du galvanisme ; j'ai guéri en deux séances une affection de ce genre pour laquelle j'avais inutilement essayé la belladone.

Rhumatismes. Il n'y a pas une grande différence entre certaines paralysies locales et beaucoup de rhumatismes. Vous verrez, par les exemples qui vont suivre, que le même traitement leur est applicable.

Un négociant de mes amis avait un rhumatisme peu douloureux, mais qui s'opposait à tous mouvements du bras et surtout à son élévation, le deltoïde étant principalement affecté. J'avais soigné quelques jours auparavant un cas semblable par les sangsues et les vésicatoires, et le traitement avait duré trois semaines ; je crus utile ici de recourir au galvanisme ; après sept séances, le malade levait le bras sans difficulté.

Dans un cas identique à celui qui précède, les autres moyens ayant échoué, le galvanisme fut employé avec succès, et deux séances produisirent une notable amélioration.

Dans un troisième cas absolument semblable, le galvanisme employé de prime-abord, a produit la guérison complète en deux séances.

Si des rhumatismes des membres supérieurs nous passons aux rhumatismes des membres inférieurs, nous trouvons que le galvanisme produit encore les mêmes effets ; en voici un curieux exemple.

Un employé de l'octroi se trouvant à quinze pas d'un mur frappé par le tonnerre, éprouva presqu'aussitôt des douleurs dans le membre inférieur droit et surtout dans la jambe. Ces douleurs augmentèrent rapidement et résistèrent au traitement le plus énergique. Contrarié de n'obtenir aucune amélioration, le docteur Bonamy m'amena ce malade, et nous le galvanisâmes. Lorsqu'il vînt chez moi la première fois, il ne pouvait marcher que plié en deux, soutenu par le bras d'un aide et appuyé sur un bâton; après une douzaine de séances faites de deux jours l'un, ce malade se trouva complétement guéri, mais il fut nécessaire d'employer l'électro-acupuncture dans cette circonstance, pour agir sur les muscles situés profondément; cette guérison s'est bien soutenue, et date aujourd'hui d'une année.

Les rhumatismes de la tête sont fréquents, douloureux et résistent souvent avec force aux moyens employés pour les guérir; mais l'électricité en vient facilement à bout, surtout quand on se sert de la pile pour l'administrer.

Je n'ajouterai rien sur ce sujet, ce serait tomber dans des redites; tous les rhumatismes offrant les mêmes indications curatives quelque part qu'ils se présentent.

Tic douloureux de la face. Depuis deux ans, quatre malades ont réclamé mes soins pour cette affection, qui est si souvent au-dessus des ressources usuelles de l'art. Voici les résultats que j'ai obtenus.

Une paysanne des environs de Nantes, qui ne souffrait que depuis deux ou trois mois, a été guérie en quelques séances ; je ne l'ai plus revue, ce qui me porte à croire qu'il n'y a pas eu de rechute.

M. le docteur Martel, de Pontivy (Morbihan), après avoir soigné pendant quinze mois sans aucun résultat la femme d'un avocat de cette ville, lui conseilla de venir réclamer mes soins. Le succès fut inespéré ; cinq séances de galvanisme firent disparaître le mal ; mais cette dame craignait une rechute, et, au retour d'un voyage qu'elle fit dans la Vendée, je la galvanisai de nouveau quatre ou cinq fois ; voilà plus d'un an qu'elle est guérie.

Dans les deux autres cas, il n'y a pas eu d'amélioration bien sensible. L'un d'eux datait de douze ou quinze ans et l'autre de six ou sept, et toutes les ressources de la médecine avaient été épuisées avant l'emploi du galvanisme.

Danse de St.-Guy. Je ne possède que deux faits qui prouvent de l'efficacité du galvanisme dans cette maladie, et je n'en connais pas où il ait échoué. L'un de ces faits m'appartient, j'obtins la guérison d'une danse de St.-Guy sur un enfant d'une douzaine d'années par des frictions dans le dos et sur le bras qui était le plus affecté.

L'autre appartient à l'Hôtel-Dieu de notre ville, où l'un des internes a employé avec succès ce traitement chez un jeune enfant.

J'ai eu recours une seule fois à l'électricité dans le traitement de la danse de St.-Guy, mais la malade m'ayant quitté dès la seconde séance pour aller consulter un charlatan, je n'ai pas voulu continuer à lui donner des soins, persuadé que, pour obtenir plus sûrement la guérison, elle ferait à la fois plusieurs traitements.

Suppression des menstrues. Une jeune personne de 16 ans, réglée passablement depuis un an, vit ses règles supprimées tout à coup, sans autre cause appréciable que sa constitution un peu lymphatique ; je l'électrisai en lui tirant des étincelles des cuisses et en lui faisant passer par les membres inférieurs quelques décharges d'une petite bouteille de Leyde. Le retour des règles se fit le jour même.

Une autre jeune personne se trouvait dans le même cas que la précédente. Après l'avoir électrisée deux ou trois fois inutilement, je suspendis le traitement pendant un mois et le repris à l'époque où les règles devaient revenir. Cette seconde fois l'électricité produisit la guérison.

Dans les mêmes circonstances, le galvanisme a produit aussi de très-bons effets, et je suis porté à croire qu'en l'employant assez long-temps d'une manière continue, il guérirait les aménorrhées qui résistent le plus aujourd'hui à nos traitements habituels.

Scrophules. Je n'ai point employé avec succès l'électricité dans les scrophules ; mais plusieurs fois chez des rachitiques. J'appellerai votre attention sur le cas suivant. Une petite fille de 8 ans n'avait jamais pu marcher qu'à quatre pattes ; elle ne se tenait debout qu'avec l'appui d'une main étrangère ou d'un bâton, et parlait difficilement. L'on avait épuisé chez

elle les autres moyens curatifs avant de me l'amener.
Je l'électrisai, et j'eus le plaisir, au bout d'un mois,
de lui voir faire seule et sans bâton une dizaine de pas
et de l'entendre parler plus nettement; malheureusement
cet enfant appartenait à cette classe si peu soucieuse
de son existence, qui néglige les soins qu'on lui donne
alors même qu'ils lui sont donnés gratis, et sa mère cessa
de me l'amener avant que la guérison fût entière.

Le galvanisme produit de meilleurs effets que l'électricité sur les tumeurs scrophuleuses. Tantôt il facilite
l'absorption, tantôt il sert au moyen de l'acupuncture, à
déterminer la suppuration; tantôt il peut être employé
comme médication générale. Fabré Palaprat, dans les
commentaires qu'il a joints à l'ouvrage de *Labeaume*,
paraît accorder une grande confiance à son action, com-
binée à celle de l'hydriodate de potasse; mais il s'en
faut beaucoup que l'expérience m'ait donné les résultats
auxquels je m'attendais après avoir lu son ouvrage, et
je crois qu'il est nécessaire de faire de nouvelles
tentatives sur ce sujet, avant de se prononcer.

Entorse. — Un jeune homme assez bien guéri de
l'inflammation produite par une entorse, avait à la
jambe, autour des malléoles, un gonflement que la station
augmentait beaucoup; l'électricité l'a fait disparaître
complétement. J'ai obtenu, par le galvanisme, la guérison
d'un cas semblable, mais moins grave. J'ai encore d'autres faits du même genre, dont un se rapporte à l'ar-
ticulation du genou. Je n'en ai qu'un seul où j'aie employé l'électricité de prime-abord. Le voici :

Une jeune fille de dix à douze ans, très-lymphatique, avait fait une chute et présentait les premiers symptômes d'une luxation spontanée de la cuisse. Je l'électrisai deux fois, elle se trouva beaucoup mieux et se remit à marcher; mais une seconde chute fut suivie d'accidents graves, et elle a été transportée à l'hospice. Je trouve encore dans mes notes l'exemple suivant, qui mérite de vous être transmis; un chef d'atelier atteint d'une luxation spontanée du poignet, suite d'une affection qui avait son siége dans les articulations radio-carpiennes et radio-cubitales, avait vu sa situation s'améliorer sous l'influence d'un vésicatoire, suivi de douches hydrosulfureuses, mais il restait de la douleur et beaucoup de gonflement que le galvanisme a fait disparaître rapidement sans produire, cependant, une guérison complète.

Je ne passerai point en revue toutes les maladies dans lesquelles le galvanisme et l'électricité peuvent rendre des services. Cette médication pouvant être utilisée avec avantage dans beaucoup d'affections chroniques; quant aux affections aigues, j'ai fait dans un cas de dyssenterie et sur moi-même, une expérience assez intéressante : ayant trouvé une grande similitude entre la douleur produite par les sangsues et celle que cause le galvanisme, et ne voulant pas m'appliquer de sangsues, parce que j'avais le pouls lent, faible, et que je craignais de perdre du sang, je voulus voir si le galvanisme ne pourrait pas y suppléer dans cette circonstance. Je promenai le pôle négatif d'une pile sur le ventre et au pourtour de l'anus pendant que le pôle positif était appliqué sur l'estomac. Une heure après, les selles qui étaient très-abondantes, avaient presque cessé et complétement perdu leur caractère dyssentérique. La constriction de l'anus avait aussi disparu.

Pour faire usage du galvanisme, on commence par prendre une pile à auge de 30 couples de 4 pouces carrés de surface chacun. On y met un litre d'eau acidulée avec un gros d'acide nitrique, et l'on peut s'en servir immédiatement pour essayer à la fois et la sensibilité du malade et le traitement. Le pôle zinc, ou positif, est habituellement moins douloureux que le pôle cuivre ou négatif, aussi l'arme-t-on d'une petite plaque ronde de cuivre, placée à l'extrémité d'une tige qu'un fil de cuivre met en communication avec une plaque carrée placée contre le zinc du dernier auget. La plaque ronde est posée ensuite sur la partie du corps d'où l'on veut que parte le courant galvanique. La tige qui la soutient doit être, pour ne point perdre d'électricité, enveloppée d'un tube de verre, long de quelques pouces, qui lui sert de chemise. La plaque de cuivre placée dans l'auget opposé contre le dernier cuivre, communique par un fil avec une tige métallique isolée et arrondie à son extrémité, en sorte que le pôle zinc se trouve en réalité à la plaque ronde, et le pôle cuivre à l'extrémité de la tige arrondie.

Mais les courants galvaniques s'établissant du pôle positif au pôle négatif, il s'en suit qu'aussitôt les deux pôles appliqués sur le corps, la partie qui se trouve entr'eux, est traversée par un courant d'électricité qui va du zinc au cuivre, et qui fait éprouver un léger chatouillement au point où se trouve la boule.

Si l'on veut que le courant se fasse mieux sentir, on peut mouiller avec de l'eau la plaque de cuivre et la boule ; si l'on veut qu'il se fasse mieux sentir encore on peut remplacer la boule par l'extrémité du fil de laiton ; si l'on veut encore obtenir davantage, on arme l'extrémité du fil de laiton d'une aiguille à acupuncture, dont on se sert pour traverser l'épiderme, qui est très-mauvais conducteur ; enfin l'on peut aussi mettre sous la plaque ronde de cuivre quelques gouttes de solution concentrée de sel marin ou d'hydriodate de potasse, ce qui ajoute encore à l'action.

Au besoin, l'on peut réunir deux, trois et même quatre piles, en les chargeant comme je l'ai dit plus haut, avec de très-petites quantités d'acide étendu dans l'eau nécessaire pour remplir les auges.

Je crois qu'il faut accorder une préférence marquée aux piles à auges, parce qu'elles sont beaucoup plus commodes pour cet usage, bien qu'inférieures lorsqu'il s'agit de produire des effets chimiques.

On galvanise de deux manières : par frictions ou par commotions ; toutes deux sont bonnes, mais les frictions l'emportent dans certains cas, comme les commotions dans d'autres circonstances ; en général, il est imprudent de chercher à obtenir des effets trop prompts, parce qu'ils ne sont pas durables ; c'est-à-dire qu'il faut éviter

les frictions et surtout les commotions qui produisent
de grandes douleurs, ou n'y arriver que graduelle-
ment.

Lorsque le cercle galvanique est établi par l'appo-
sition, sur le corps, de deux pôles, il suffit de l'interrompre, pour produire une commotion au moment où
on le rétablit; il s'en suit que chaque friction commence
presque toujours par une commotion. Moins les piles
sont chargées et nombreuses en couples, moins la douleur galvanique se fait sentir; aussi la différence qui
existe entre l'effet des frictions et des commotions n'est-
elle pas très-appréciable dans un grand nombre de cas.

Malgré les assertions de Fabré Palaprat, je crois que
l'on pourrait presque se contenter d'une seule pile, pour
la grande majorité des malades, en l'armant toutefois à
son pôle négatif d'une aiguille à acupuncture, ou d'un
pinceau d'aiguilles, suivant que l'on voudrait employer
plus spécialement les commotions ou les frictions; mais
il ne faut jamais perdre de vue cependant que l'effet médical est surtout en raison du nombre des couples, tandis
que l'effet chimique est en raison de la charge et de la
surface exposée à l'eau acidulée.

J'emploie rarement le galvanisme par la méthode
continue; j'en ai fait usage, pour la première fois, il y
a près de quatre ans, de la manière suivante, qui est
extrêmement commode : j'avais réuni, par un petit fil
de laiton, une plaque ronde de zinc et une plaque ronde
d'argent, toutes deux un peu moins grandes qu'une pièce
de cinq francs, et je les avais mouillées en les appliquant

sur les deux points de la peau entre lesquels je voulais
établir un courant galvanique. J'ai eu peut-être trop peu
recours, depuis, à ce procédé, qui donne de bons résultats dans les tics et les névralgies. La douleur devient
quelquefois très-vive, quand on applique ces plaques
sur des parties dénudées, au moyen de vésicatoires, et
l'on ne doit employer ainsi le galvanisme continu qu'avec
précaution.

Fabré Palaprat a proposé, je crois, le premier de faire
des moxas, au moyen du galvanisme et de l'acupuncture
réunis. Cette méthode me semble bonne, mais je n'y ai
pas eu recours. Le même médecin est aussi, je crois,
le premier qui ait songé à varier le liquide de la pile.
J'ai fait, à ce sujet, bon nombre d'expériences : j'ai
d'abord chargé des piles avec de l'eau tenant en disso-
lution les sels suivants : Hydriodate de potasse. —
Sulfate de quinine. — Sulfate de magnésie. — Sulfate
de soude. — Arséniate de potasse et quelques autres.
J'ai varié ensuite ces expériences, qui sont souvent
coûteuses, en suivant toutes les indications données par
nos connaissances actuelles sur le galvanisme ; mais
les résultats que j'ai obtenus ne sont pas de nature à
être publiés. J'attends à savoir plus nettement tout le
parti que l'on peut tirer de cette méthode, et tous les
moyens que l'on peut employer pour adapter cette ho-
méopathie aux diverses affections qu'elle peut guérir.
Je ne quitterai pas cependant ce sujet, sans vous en-
gager à faire tenter quelques études dans cette voie
qui permet d'introduire dans le corps, au moyen d'un

courant galvanique, de très-petites doses de médicaments, réduits à l'état de molécules.

Je ne crois pas nécessaire, après ce qui précède, de vous dire comment j'emploie l'électricité proprement dite ; tous les auteurs ont d'ailleurs parlé suffisamment de son administration ; mais je puis vous affirmer, et vous m'en croirez j'espère sur parole, qu'il n'est aucunement nécessaire, pour faire des traitements électriques, de recourir à ces appareils coûteux qu'un charlatan de Paris préconise comme presque indispensable. Pitié pour ce malheureux, qui ose écrire à des médecins : Je vous ferai une remise d'une centaine de francs par malade que vous m'adresserez. De pareilles saletés sont pénibles à voir et même à lire, ainsi passons outre.

Les conséquences à tirer des observations qui précèdent et de celles que j'ai dû me dispenser d'y joindre, sont de deux sortes, les unes se rapportent à la manière d'agir de l'électricité, et les autres à la nature des maladies pour lesquelles je l'ai employé ; commençons par ces dernières.

Lorsqu'un épanchement au cerveau produit la paralysie, rien de plus facile que d'obtenir la guérison au moyen de l'électricité de la pile, s'il n'y a pas déchirure des fibres cérébrales ; mais admettons la déchirure, et aussitôt l'état du paralysé devient presqu'incurable, quoique susceptible d'une grande amélioration. Il y a, dans ce cas, des faits dont je ne puis encore bien me rendre compte, ainsi la 1.re hémiplégique que je vous ai citée, a eu du jour au lendemain, une amélioration bien sensible

aussitôt le retour de ses règles. Ainsi, en pareille circonstance, j'ai toujours trouvé le biceps extrêmement
sensible, et l'extension de la main n'a pu se faire que
sous l'action du courant qui passait par les muscles
extenseurs et l'extrémité des doigts. *Foville* et *Pinel
Grandchamp* ont trouvé une correspondance presque
constante entre la lésion de la couche optique et celle
du membre supérieur, entre la lésion du corps strié et
celle du membre inférieur; continuer cette étude est
fort bien sans doute, mais il y a encore à faire des
travaux dans une autre voie; ainsi, par exemple, pour-
quoi la guérison se fait-elle à des époques différentes
dans des muscles servis par le même nerf?

Si nous passons maintenant aux paralysies purement
locales, celles de la face surtout, nous présentent un
fait qui n'est pas complétement d'accord avec nos théories;
car si les muscles frontal, sourcilier, orbiculaire de la
paupière, releveurs de la lèvre, canin, grand et petit
zygomatique; abaisseurs de la comissure des lèvres ge-
nioglosse, hyoglosse et lingual se trouvent paralysés
à la fois, nous ne pouvons comprendre ce fait en admettant la paralysie unique, soit du maxillaire inférieur,
soit du maxillaire supérieur, soit du facial, et si nous
acceptons que des filets de ces trois nerfs sont paralysés
à la fois, nous sommes obligés d'admettre aussi qu'il
en est qui ont échappé à la maladie; que les muscles
privés de mouvement se guérissent beaucoup plus facilement les uns que les autres, et que la guérison suit
un ordre constant dans sa marche, puisqu'elle commence

toujours par la langue pour finir par les releveurs des lèvres et l'orbiculaire. C'est encore un fait assez singulier et dont l'explication m'échappe, que la facilité avec laquelle le galvanisme fait disparaître momentanément la paralysie du muscle des paupières, et permet de fermer l'œil pendant que l'on en fait usage.

Au surplus, des faits analogues se présentent, quand on étudie les autres paralysies locales ; c'est ainsi que les muscles extenseurs de la main et du pied guérissent généralement avant les extenseurs propres aux doigts. — Il est bon d'observer encore que les paralysies locales ne sont souvent qu'un symptôme, et qu'il est parfois beaucoup plus facile d'obtenir la guérison en galvanisant l'épigastre et l'abdomen, qu'en agissant directement sur les parties malades.

Avant de revenir sur les paralysies de la rétine, je crois devoir vous dire que j'ai employé plusieurs fois, mais sans succès, le galvanisme sur des sourds. J'ai remarqué, dans ce cas, un phénomène qui explique assez bien le peu de réussite. C'est le goût métallique prononcé qui se fait sentir dans la bouche, ou encore les éclairs qui viennent frapper la vue ; j'en conclus que le courant galvanique, au lieu de se faire à travers les nerfs de la huitième paire, se produit en pareille circonstance à travers les parties qui lui ouvrent le plus libre passage. Repoussé par les matières grasses du fond de l'oreille, il revient en arrière pour chercher une autre route. Si, au lieu de placer les deux conducteurs dans l'oreille, on en place un sur l'apophyse mastoïde, le courant change, mais il passe par derrière la tête et ne la traverse pas ; aussi faudrait-il, pour obtenir la guérison, agir sur l'une des trompes d'Eustache, au moyen d'une tige renfermée dans une sonde de gomme élastique ; malheureusement pour la science, et peut-être aussi pour eux, les sourds que j'ai soignés, n'ont pas voulu se soumettre à cette opération.

Nous ne connaissons pas encore très-bien la maladie qui porte le nom d'Amaurose, mais je me crois en droit de conclure des faits qui précèdent, que le galvanisme est le meilleur moyen qu'on puisse employer pour la combattre ; j'ajouterai à cette conclusion que les amaurotiques ne perçoivent que très-peu de lumière, et souvent pas du tout des yeux malades, quand on leur donne des commotions avec la pile. Un sentiment vague de couleurs bleues, vertes, rouges surtout, qui passent devant les yeux, puis des éclairs, puis une perception incomplète des objets, voilà les gradations qui annoncent souvent un retour à la vue.

Parmi les amauroses, il en est qui tiennent à la lésion de la cinquième paire. Celles-ci surtout, quand elles commencent, guérissent immédiatement sous l'influence de l'électricité ; d'autres sont liées à un désordre de l'économie, et s'améliorent sensiblement par suite d'un traitement général, c'est-à-dire de frictions galvaniques faites sur le dos, sur le ventre et l'épigastre, au moyen d'une aiguille ou d'un pinceau d'aiguilles à acupuncture. Les plus difficiles à guérir sont celles qui paraissent purement locales, et dont la date est ancienne. Celles surtout

4

qui ont été précédées d'un grand nombre de mouches et de cercles noirs ou de cette autre aberration de la vue, dans laquelle on n'aperçoit que la moitié des objets. Cette dernière aberration elle-même, est souvent très-persistante. — Je me crois fondé à émettre cette opinion que, sur six amaurotiques, cinq obtiendront une amélioration très-grande, au moyen du galvanisme (car ici, l'électricité proprement dite ne produit pas grand'chose), tandis que, par les traitements habituels, deux au plus, obtiendraient d'heureux résultats. Il est fâcheux sans doute de quitter ce sujet sans jeter quelque lumière sur l'essence de l'amaurose; mais ici, comme partout ailleurs, la science a encore beaucoup à trouver. C'est au moins quelque chose que d'avoir, pour une aussi affreuse maladie, un remède meilleur que ceux usités.

Au sujet des rhumatismes, je commencerai par vous faire remarquer combien l'esprit de classement et de localisation se trouve en défaut pour cette maladie, qui ne me semble nettement définie nulle part, précisément parce qu'elle est plutôt susceptible d'une description que d'une définition. Où commence la goutte, et où finissent les rhumatismes? Quelle différence y a-t-il entre certaines névralgies et beaucoup de rhumatismes? Voilà des questions auxquelles il est bien plus difficile ce me semble de répondre que s'il s'agissait d'établir les différences qui existent entre cette maladie et l'inflammation ordinaire. Sur le traitement, je ne trouve pas non plus que nos auteurs s'entendent au mieux, et si nous consultons les nombreux malades qui souffrent ou qui ont souffert violemment de rhumatismes, nous remarquons que les méthodes curatives ont été variées à l'infini, et que partout on a obtenu des guérisons avec des moyens bien divers, souvent bien opposés. Celui-ci se loue des bains de sable chaud, cet autre des bains de mer, un troisième des bains de Barrège, un quatrième des bains de vapeur, un cinquième des bains d'air chaud. Celui-ci n'a pu guérir que sous l'influence d'un moxa ; celui-là que par les vésicatoires ; cet autre que par l'emploi des sangsues. Il en est enfin qui ont obtenu de bons résultats des vomitifs et des purgatifs ; car que n'a-t-on pas fait pour guérir une affection aussi commune et aussi tenace, qui chez les uns ne supporte pas l'humidité froide, et qui chez d'autres s'exaspère sous l'influence de la chaleur.

Et cependant, il me semble que les divers rhumatismes que l'on rencontre dans toutes les parties du corps, ont à la fois un caractère général et spécial, qui ne manque presque jamais ; aussi ce serait un beau sujet de thèse, pour l'un de vos élèves, que la monographie de cette affection, si elle était divisée en autant de chapitres qu'il y a de rhumatismes spéciaux, de manière à bien faire ressortir cette combinaison de l'unité et de la multiplicité qui se retrouve partout.

Vous avez pu remarquer, dans le petit nombre d'exemples que j'ai fait passer sous vos yeux, qu'il y avait eu guérison. Je dois ajouter que je n'ai pas trouvé un cinquième des rhumatismes rebelles à l'emploi du galvanisme, et que, sur 18 succès obtenus dans des cas assez graves, je ne connais qu'un malade chez lequel l'affection se soit montrée une seconde fois avec son intensité première; l'emploi comparatif de l'acupuncture et du galvanisme ne donne pas matière à comparaison. Employée seule, l'acupuncture est un moyen très-médiocre, et sur lequel le praticien ne peut aucunement compter. Vous comprenez d'ailleurs sans que j'insiste sur ce point que je n'ai pas toujours employé le galvanisme de prime abord, et que j'ai dû fréquemment recourir auparavant aux sangsues, aux vésicatoires et surtout aux cataplasmes dans le début de la maladie. Mais, lorsqu'il n'y avait pas d'inflammation, ou lorsqu'elle avait diminué, j'ai trouvé que l'électricité devait être regardée comme le meilleur des remèdes. Je suis même arrivé depuis peu à en user dès le début dans des circonstances qu'autrefois je regardais comme suffisantes, pour commander d'abord l'emploi des antiphlogistiques ou comme nécessitant un traitement spécial; c'est ainsi que les rhumatismes articulaires guérissent rapidement, lorsqu'après l'emploi des sangsues l'on se sert concurremment des vésicatoires et de l'électricité; que ceux qui tiennent à un vice psorique s'améliorent bien plus vite, si l'on agit avec des courants un peu actifs sur la partie douloureuse, en même temps que l'on emploie à l'intérieur et à l'extérieur les remèdes appropriés; il n'est pas jusqu'aux rhumatismes vénériens, malheureusement si communs et si insidieux, pour le médecin, où son usage ne produise un bon effet, en accélérant l'action du mercure, de l'opium et des sudorifiques qui doivent être employés en même temps en pareille circonstance.

Je suis arrivé à m'expliquer le tic douloureux d'une manière assez plausible. En voyant que le galvanisme produit à volonté des effets semblables, j'ai supposé que, par suite d'une mauvaise circulation nerveuse dans quelques parties, le fluide nerveux ne possédait plus qu'une route facile, et que, se trouvant alors circonscrit et forcé de couler en trop grande abondance par une seule voie, il produisait le même effet que l'électricité de la pile, quand elle est puissante et que l'action se trouve bien établie. De là des soubresauts et des mouvements involontaires que j'ai encore obtenus quelques fois par le seul contact du fil négatif d'une pile, dont le pôle positif était séparé du négatif par un corps médiocrement conducteur. L'emploi avantageux qu'ont fait les Américains, en cette circonstance, du galvanisme continu dans une autre direction que celle du tic douloureux, semblerait appuyer cette hypothèse, qui est d'ailleurs susceptible de s'appliquer aussi aux rhumatismes. Le tic douloureux n'est en effet qu'une névralgie accompagnée de mouvements involontaires, et peut-être, la seule différence qui existe entre l'ensemble de symptômes décrits sous le nom de rhumatismes, et la névralgie tient à l'engorgement que l'on remarque dans un cas, et qui n'existe pas dans l'autre. Le galvanisme, dans les rhumatismes, produirait donc la guérison, en rétablissant la circulation nerveuse et en facilitant l'absorption, quand il y a eu fluxion. Il aurait du reste l'avantage d'être constamment un médicament général et local tout à la fois. Ainsi s'expliquerait aussi son action dans la chorée, qui n'est à vrai dire

qu'un tic plus ou moins général, avec léger trouble de
l'intelligence dans un grand nombre de cas. Vous concevrez facilement, d'après ce qui précède, que j'espère quelque succès dans le traitement des scrophuleux du galvanisme, employé comme médicament général pour
ajouter à la vie, à la chaleur, pour faciliter l'absorption et
développer le système musculaire. Vous concevrez aussi
qu'il ait donné des succès dans le traitement des en-
torses, une fois l'inflammation dissipée.

La doctrine de l'association des organes me semble
réclamer plus que toute autre l'emploi des agents électriques, comme moyen de rétablir l'état normal en pro-
duisant sur l'organe malade une action inverse aussi
étendue dans ses effets généraux, quoique locale en ap-
parence, que celle qui a entraîné la maladie. Elle
s'accorde, d'ailleurs, merveilleusement avec les observations les plus récentes. — M. Béquerel a signalé un
fait dont il n'a pas tiré beaucoup de conséquences, at-
tendu qu'il ne se trouve pas à notre point de vue, mais
que nous ne devons pas laisser passer inaperçu, car
il rentre complétement dans notre opinion. Deux liquides
différents, placés dans un même tube, forment une pile,
un élément galvanique, et peuvent réagir l'un sur l'autre
pour se décomposer, lorsqu'ils sont unis par un corps
conducteur. Supposez maintenant du sang artériel et du
sang veineux en contact, et vous pouvez comprendre
la nécessité d'une réaction de ces liquides, d'une sécrétion, d'une production de chaleur, etc. Il y aurait
donc dans notre économie, outre le système cerebro

spinal, une autre source de fluide nerveux d'électricité animale , conséquemment de chaleur. Nous comprendrions, par suite, comment des actions vitales , très-importantes, peuvent s'effectuer sous l'influence d'un petit nombre de filets nerveux, ces filets ne servant guères qu'à établir l'association des diverses parties. De là les vies individuelles des reins , du foie, de l'estomac , des poumons, etc., qui se confondent dans la vie générale de l'individu. — Sans entrer dans toutes les considérations que l'on peut présenter à ce sujet , j'appellerai votre attention sur la dépendance dans laquelle se trouvent certains organes.

La peau et la muqueuse forment évidemment un élément galvanique ; ici la sécrétion acide ; là, au contraire, la sécrétion alcaline ; mais supposez un instant que les circonstances extérieures changent la situation électrique de la peau, l'état normal est immédiatement perturbé. On peut en dire autant des séreuses qui sont séparées de la peau par des corps éminemment conducteurs et arriver ainsi à comprendre qu'un froid humide subit, puisse produire, non-seulement un afflux sanguin vers les séreuses ou la muqueuse, mais encore une sécrétion anormale, cause d'inflammation.

Mais j'arrive à d'autres questions, car j'ai surtout pour but, dans cette lettre, de soulever des difficultés à résoudre et de mettre en évidence des points de la science qui devraient être explorés avec soin.

Il me semble bien prouvé que, si, dans la pile, le pôle négatif est presque constamment le plus douloureux, c'est parce que le fluide positif traverse plus facilement l'économie que le fluide négatif ; on peut, d'ailleurs, s'en convaincre en diminuant l'intensité du courant du fluide positif.

On peut encore dire, que lorsqu'un courant de fluide se trouve établi à travers une partie du corps, il y a débordement d'électricité sur les parties environnantes. Le fait se prouve par la sensation de douleur que le simple contact du fil conducteur peut faire éprouver à une personne qui se trouve en dehors du circuit galvanique.

Enfin, l'on doit ajouter aux propositions qui précèdent cette troisième proposition, l'électricité et la chaleur, sont une seule et même chose dans des circonstances diverses. Ainsi la chaleur, réunion des deux électricités, produit l'électricité et l'électricité produit la chaleur quand il y a obstacle à leur mouvement.

Tout ce que l'on observe dans l'application du galvanisme, comme moyen médical, s'accorde avec les propositions qui précèdent, et, s'il est difficile d'établir encore une théorie complète, au moins n'est-il aucun fait qui ne se rattache à ces propositions.

Un membre a perdu son action vitale par suite de rhumatismes. Il est constamment froid, sans énergie, incapable d'action, et marche à une paralysie complète. On le galvanise : il se guérit alors, la chaleur se rétablissant assez vite, et l'atrophie faisant place à la vie aussitôt son retour. Ce cas est un de ceux que j'ai plusieurs fois rencontrés, et dont on se rend compte facilement en admettant le débordement d'électricité, suite de l'action de la pile et la mise en liberté d'électricités des deux natures qui, en se recombinant, produisent de la chaleur.

Toute action musculaire, en nécessitant la transformation du sang artériel en sang veineux, suppose, par suite, une combinaison chimique, dans laquelle un corps négatif prend de l'électricité positive, et un corps positif de l'électricité négative. — Or, en se recomposant pour faire du fluide neutre, les deux électricités produisent encore une élévation de température, qui est en raison de l'énergie de l'action chimique de la pile, lorsque c'est sous son influence que les muscles se contractent.

HYGIÈNE.

Plusieurs questions importantes ont fixé successivement mon attention depuis deux à trois ans. Je vous citerai, entr'autres, la mortalité, la prostitution, la conservation des denrées alimentaires et surtout le paupérisme. Examinons-les rapidement.

Mortalité. J'ai aidé mon collègue et ami le docteur Bonamy à faire cette étude, que vous trouverez à la fin de notre ouvrage sur *Nantes au XIX.^{c} siècle* ; elle est aussi complète que le permettaient les documents que nous avions à notre disposition. Bien qu'elle doive donner pour les villes du Midi les mêmes résultats que pour Nantes, il serait à désirer qu'elle y fût faite. Un travail semblable conviendrait mieux comme thèse, que l'une de ces questions qui ont été traitées déjà des milliers de fois.

Prostitution... Vous trouverez dans le même ouvrage quelques considérations sur l'état de la prostitution dans notre ville. — Persuadé aujourd'hui que ce fléau ne peut être rapidement diminué, mais qu'il serait possible, par des réglements bien entendus, de réduire beaucoup la syphilis, je m'attacherai surtout, désormais, à ce dernier point de la question; je parlerai, j'écrirai et je pousserai de toutes mes forces ceux de mes amis qui ont influence dans les villes voisines, jusqu'à ce qu'enfin il n'ait été pris contre la syphilis des mesures préservatrices, et que les réglements de la police ne soient entrés dans les mauvais lieux pour en chasser une maladie qui perd, il est vrai, de son ancienne intensité, mais qui se répand chaque jour davantage, envahissant jusqu'aux campagnes les plus éloignées des villes.

J'ai d'ailleurs cette conviction, qu'il est ici comme ailleurs, infiniment plus facile de prévenir que de guérir, et que l'on pourrait, avec des soins de propreté, des bains, des visites et surtout un emploi judicieux du chlorure de chaux, mettre la société à l'abri d'une affection qui produit des ravages de toute espèce et tourmente horriblement une partie assez notable de la population. Il est, d'ailleurs, une autre corde à toucher auprès des administrateurs; et, tout en parlant philantropie, on peut aussi leur faire sentir que l'hygiène publique aurait nécessairement pour but et pour résultat de diminuer les dépenses qu'occasionnent aujourd'hui les vénériens.

Conservation des denrées alimentaires. Après un an

de recherches sur les moyens de conserver les viandes
et les poissons autrement que par le procédé APPERT,
je suis arrivé à ce résultat, qu'il ne faut pas songer à
les envelopper d'une atmosphère factice hydrogène,
acide carbonique, acide sulfureux, etc.; mais qu'il
est plus simple d'absorber l'oxigène que renferme leur
atmosphère naturelle. Parmi les substances qui con-
viennent pour remplir ce but, je préfère de beaucoup
à toutes les autres le gaz deutoxide d'azote qui, au
contact de l'air atmosphérique, s'empare de son oxigène
pour passer à l'état de gaz nitreux. — Dégager du gaz
deutoxide d'azote dans le vase qui renferme le pois-
son ou la viande à conserver, et laisser ensuite cette
viande pendant vingt-quatre heures au contact de l'acide
produit, acide qui altère un peu leur superficie, tel
est le procédé auquel je me suis arrêté dans mon étude;
mais il est certainement susceptible de nombreuses amé-
liorations pratiques. Il en est quelques-unes que j'ai
déja tentées, aussi ai-je la plus grande confiance dans
l'avenir de ce moyen, comme pouvant servir à améliorer
l'état des gens de mer et à rendre plus facile le trans-
port d'un grand nombre de produits.

Paupérisme. Mille questions se rattachent à cette dernière, passons-en quelques-unes en revue.

Ne serait-il pas possible que, dans toutes nos grandes
villes, l'autorité achetât d'une usine importante l'eau de
condensation, pour fournir au peuple des bains gratuits?
Suivez mon calcul: une machine à vapeur de la force
de 10 chevaux, consomme à l'heure 50 kil. de houille

ou environ 300 kil. de vapeur. Pour condenser 300 kil.
de vapeur, il faut, si l'eau de condensation doit avoir
40 degrés, à peu près 5000 kil. d'eau, c'est-à-dire la
quantité d'eau suffisante pour donner 17 bains. Un semblable établissement peut donc fournir 100 bains par
jour; il en fournirait 200, 300, 400, si la machine était
de 20, 30 ou 40 chevaux.

Mais, dans les villes où l'on devra se servir de ma-
chines à vapeur pour élever les eaux et alimenter les
fontaines publiques, ne serait-il pas convenable que
les médecins usassent de leur influence pour faire créer
des bains publics gratuits.

L'homme ne vit pas seulement de pain et de bien-être
matériel, il a d'autres besoins qui ne peuvent être ou-
bliés sans dégradation de la part de ceux qui souffrent
de toute absence de nourriture intellectuelle. N'oublions
donc jamais nous autres physiologistes qui remplissons
dans la société un rôle si important, à quelle condition
nous pouvons être autre chose que des marchands de
conseils médicaux. Prêchons l'hygiène morale avec autant de patience et de persévérance que l'hygiène physique, et sachons accorder à ces deux parties de notre
art toute l'importance qui leur est due. Guérir est
toujours difficile, tandis que prévenir est le plus souvent
assez aisé.

Nous devons, je crois, sous peine de manquer à
notre mission, éclairer l'enseignement, en faisant péné-
trer chez les instituteurs les idées que la science mo-
derne a révélées; il faut que l'on s'attache à développer

dès l'enfance chez tous les hommes les lobes antérieurs
du cerveau, c'est le seul moyen ce me semble de rendre
sociables les individus que notre enseignement conduit
aujourd'hui à l'abâtardissement de l'égoïsme.

Mais nous ne saurions nous arrêter là, il faut encore
que les médecins fassent intervenir leur science dans
toutes les questions pénitentiaires et ne cessent de
répéter partout :

L'homme moral est le produit de deux facteurs.
1.º la force initiale qu'il a reçue en naissant et qui cons-
titue son individualité plus ou moins rapprochée de
celle de ses parents ; 2.º l'éducation, c'est-à-dire les
modificateurs de toute espèce qui réagissent sur cette
force initiale. Car de ce principe découle une réforme
complète dans le traitement que l'on fait subir aux
détenus.

N'est-ce pas encore aux médecins qu'il convient
d'entrer dans les prisons et les bagnes pour faire cesser
les abus nombreux qui y règnent, et surtout pour rap-
peler aux administrateurs qu'il est impossible pour certains individus de dompter l'organisation physique et
d'étouffer la nature sans se condamner aux écarts les
plus monstrueux.

Dans le cours que j'ai professé à Nantes sur la
Science de l'Homme, et dont l'un de vos amis a rendu
dans le journal de Montpellier un compte si bienveillant,
vous avez dû voir nettement à travers les notes incom-
plètes que vous avez reçues, combien je m'associe de
tout cœur au mouvement qui emporte notre siècle, mais

la génération et ses mystères, l'unité ou la multiplicité des races humaines, la possibilité ou l'impossibilité de créer des espèces nouvelles, les êtres de transition, les arrêts de développement que l'on peut artificiellement obtenir, la comparaison de la vie fœtale de l'homme aux vies des séries animales qui lui servent de transition vers la nature inorganique, l'unité ou la multiplicité des langues primitives, les divers états de civilisation parcourus jusqu'à ce jour, la phrénologie, enfin la crânologie appliquée aux beaux-arts, etc., etc., ne seront certes pas les seuls sujets qui m'occuperont cette année, si je recommence, comme je l'espère, cet enseignement philosophique dont je suis heureux d'avoir donné l'exemple dans une simple ville de province. — Je m'associerai, soyez en sûr, aux travaux de ceux dont je partage les opinions ; je m'efforcerai de faire connaître l'état intellectuel du Midi, et de poser nettement les questions les plus vitales aux jours où nous vivons, c'est-à-dire celles qui concernent le plus spécialement les masses.

C'est ainsi, Ribes, vous le voyez, que je compte coopérer et que je coopère pour ma part à l'œuvre que nous voulons effectuer ; puissé-je mériter, par mon zèle, votre approbation et celles de nos amis.

Nantes, le 1.er novembre 1835.

A. GUÉPIN,
Professeur à l'École Secondaire de Nantes.

P. S. Depuis que cette lettre est à l'impression, j'ai eu occasion de lire un mémoire de M. Andrieux sur l'emploi de l'électricité dans la gastrite chronique. J'admets comme lui d'après des faits son efficacité en pareil cas ; mais je nie qu'il faille avoir recours à l'appareil compliqué qu'il conseille, et je soutiens, fort d'un grand nombre d'observations, que les piles à auge peuvent servir en semblable circonstance, et qu'il est très-facile d'en graduer l'action. — J'ai eu aussi occasion d'inciser plusieurs fois la cornée, malgré le précepte de Scarpa dans les abcès internes, sans avoir jamais eu à m'en repentir ; j'ai même employé dernièrement ce moyen dans un cas qui paraissait désespéré, pour guérir une ophtalmie compliquée d'abcès interne, de désorganisation et de perforation de la cornée, et le succès a justifié ma conduite.

Enfin, j'ai pratiqué, pour la quatrième fois, depuis deux ans et avec succès, la pupille artificielle, en suivant les règles que je vous ai signalées, et je me prépare à en faire une cinquième, en imiant, au moyen d'un emporte-pièce, l'ulcération naturelle de la cornée.

www.ingramcontent.com/pod-product-compliance
Lightning Source LLC
Chambersburg PA
CBHW070816210326
41520CB00011B/1971